COME ANDARE D'ACCORDO CON I PROPRI COLLABORATORI

IMPARARE A TRATTARE CON LE PERSONE CON CUI SI LAVORA, ATTIVITÀ PER MIGLIORARE I RAPPORTI DI LAVORO

Gaston Echevarria

Indice dei contenuti

Introduzione

Probabilmente più persone di quanto si pensi passano la maggior parte del loro tempo a lavorare con altri in una situazione lavorativa. E, a meno che non siano fortunati, questi individui non possono scegliere chi sono i loro colleghi.

Purtroppo, non tutti sanno come andare d'accordo con gli altri. Questo può causare tutti i tipi di situazioni difficili, rendendo quasi impossibile attraversare la giornata.

Lavorare bene con gli altri è fondamentale in ogni situazione. Tuttavia, è ancora più importante in un ambiente di lavoro. E perche'? Si tratta di cose come l'efficienza, la produttività e il morale dei dipendenti..... solo per citarne alcuni.

Le dimensioni dell'azienda o dell'attività per cui si lavora veramente non ha importanza. Le regole sono fondamentalmente le stesse sia che si lavori con qualcun altro o con 1.000 persone. Ogni individuo merita lo stesso livello di considerazione.

Durante la tua ricerca di lavoro, hai mai notato la frase "dovrebbe funzionare bene con gli altri" nella descrizione del lavoro o nella domanda di lavoro? Se è così, c'è un'ottima ragione per farlo. I datori di lavoro non vogliono assumere persone che non lavorano bene con gli altri. Di solito causa problemi fin dall'inizio.

Definizione di altri

In questo caso, "altri" possono essere
definiti come tutte le persone con cui si
entra in contatto durante il lavoro.
Ovviamente, la risposta sarà diversa per
tutti. Tuttavia, può includere il capo, i
vostri collaboratori, i clienti o i clienti con
cui interagite, qualsiasi fornitore che
utilizzate, il team delle risorse umane, il
personale addetto alla manutenzione o
alle pulizie.... - la lista continua.

Una delle ragioni principali per cui è così
importante trattare tutti allo stesso modo
è che non si sa mai cosa una persona
potrebbe aiutarvi o fare per voi in futuro.
Naturalmente, ciò significa non
approfittare mai dell'assistenza o del
desiderio di aiuto di quella particolare
persona, in nessuna circostanza.

Hai familiarità con l'espressione "non è quello che sai, è chi conosci"? Pensa la cosa in questo modo. Qualcuno con cui non interagisci quotidianamente, ma che consideri comunque un conoscente amichevole, potrebbe condividere con te qualche consiglio su un amico che stai assumendo per una posizione che ti piacerebbe avere. Senza quel consiglio, non ti renderesti conto di questa opportunità. Questo scenario accade molto più di quanto si pensi. E' solo un'altra ragione per essere premurosi con tutti.

Un'altra possibilità è quella di farsi un amico che altrimenti non avresti mai avuto. La diversità sul posto di lavoro è più comune che mai. Questo dà agli individui un'opportunità molto migliore per fare amicizia con qualcuno che non fa parte della loro vita quotidiana. Potrebbe essere qualcuno che lavora in un altro dipartimento o la persona che gestisce l'ufficio. Quando si tratta di incontrare e fare nuove amicizie, le possibilità sono quasi infinite.

Perché può essere difficile lavorare con gli altri

Ci sono diversi motivi per cui può essere difficile lavorare con altri. Molte persone hanno la tendenza a portare il proprio ego sul posto di lavoro. Può darsi che questi individui siano veramente consapevoli di sé stessi e insicuri di se stessi all'interno. Quindi, usano un grande ego come copertura.

Onestamente, il graniloquenza nel lavoro si scontra per la maggior parte del tempo. Crea risentimento e cattivi sentimenti molto rapidamente. Quando un dipendente non lavora bene con gli altri, per qualsiasi motivo, le probabilità che la persona che finisce per essere licenziata sono elevate.

Se questo comportamento inappropriato continua, la stessa persona corre il rischio di essere licenziata più e più volte fino a trovare finalmente un lavoro in cui non importa di andare d'accordo con le persone. E' uno scenario triste se ci pensi. Non lasciare che ti succeda!

Un'altra parte impegnativa del lavoro con gli altri è fare uno sforzo per evitare la concorrenza. Se un collega non va d'accordo con te, può essere a causa degli aspetti competitivi del tuo lavoro e del fatto che stanno cercando di batterti in qualcosa.

Sì, è vero che una piccola competizione amichevole può attrarre i lavoratori per migliorare le loro prestazioni. Tuttavia, aumentare le prestazioni lavorative di un'altra persona per arrivare a lei non farà altro che ferire i suoi sentimenti. Questo può portare a un calo delle proprie prestazioni e può anche farti pensare di andare avanti e trovare un lavoro altrove.

L'importanza del rispetto

Se tutti al lavoro non vengono trattati con rispetto, può essere un male per gli affari. Se non si sente di essere trattato con rispetto sul lavoro, può essere estremamente difficile fare del proprio meglio. Lo stesso vale per i suoi colleghi. Essi potrebbero non essere in grado di svolgere i loro compiti in modo efficiente se e quando un collega irrispettoso ha compromesso la loro fiducia.

Il rispetto reciproco tra i lavoratori contribuisce anche a promuovere un'atmosfera di cooperazione tra i membri del team. Se si rispettano le persone con cui si lavora, è molto più facile lavorare con loro per raggiungere un obiettivo. Se non hai rispetto per i tuoi colleghi o per le loro capacità, perché contare su di loro per aiutarti?

Il modo migliore per un team di dipendenti per costruire un legame di rispetto reciproco è attraverso la formazione e gli esercizi progettati per aiutare tutti a conoscere i propri collaboratori e le proprie competenze. Può essere semplice come avere ogni membro del team che condivide il proprio nome e le parti del proprio lavoro in cui si sente meglio.

In un ambiente in cui il comportamento irrispettoso è comune, è più probabile che scoppi un conflitto tra voi e i vostri collaboratori. Ma è importante non lasciare che il comportamento irrispettoso ti colpisca e ti faccia agire allo stesso modo.

Un conflitto sul lavoro ha un impatto

negativo sia sul morale che sulla produttività complessiva. Se sentite che un collega non vi tratta con rispetto, parlate con lui o con lei del vostro comportamento in modo calmo e rispettoso. Se non siete disposti a discuterne, portate la questione al vostro capo o supervisore.

Competenze e abitudini essenziali di cui hai bisogno per lavorare con gli altri.

Ci sono molte abilità e abitudini essenziali di cui hai bisogno per lavorare bene con gli altri. Sviluppare le giuste abitudini, fin dall'inizio, ti aiuta a orientarti verso cose come uno stipendio più alto e opportunità di leadership. Poiché sempre più aziende stanno prendendo la decisione di assumere all'interno dell'azienda, queste cose sono più importanti che mai.

Molte di queste cose probabilmente vi sembreranno ovvie. Tuttavia, se fossero ovvie per tutti, non avrebbero bisogno di essere elencate. Tenete presente che questo non è un elenco completo delle competenze e delle abitudini necessarie per avere successo, ma è sicuramente un buon punto di partenza. Come si può probabilmente vedere, molti di questi suggerimenti non richiedono molto più sforzo che ricordarli. Non c'è motivo di farsi prendere dal panico e pensare di dover cambiare il proprio stile di vita.

Anche se queste cose possono sembrare insignificanti se considerate separatamente, il fatto di non farne molte aggiunge un problema più grande. Puo' davvero fare la differenza tra mantenere un lavoro e essere licenziati. Questo è particolarmente vero nell'economia di oggi. Con così tante persone in cerca di lavoro, i datori di lavoro trovano generalmente molto facile riempire i loro posti vacanti.

Assunzione di responsabilità

E' sempre importante assumersi la responsabilità delle cose che si fanno, specialmente quando qualcosa va storto. Nessuno è perfetto. Tutti i datori di lavoro, tranne pochi irrealistici, se ne rendono conto. Se fai un errore e dici che non è stata colpa tua, non solo non stai dicendo la verità, ma stai anche dando l'impressione di non avere il controllo della situazione.

Quando ti prendi le tue responsabilità, probabilmente noterai due cose. In primo luogo, è probabile che i vostri collaboratori siano più disposti ad aiutarvi a correggere il problema e ad avere successo. In secondo luogo, queste stesse persone si sentiranno più a proprio agio intorno a voi, sapendo che siete onesti e che non darete mai la colpa a nessun altro.

> ### *Mantenere una mente aperta*

Anche in situazioni in cui si sa di avere ragione al 100%, è sempre consigliabile mantenere una mente aperta. Questo è particolarmente vero quando si è in una posizione manageriale. E perche'? Se non si è mai aperti a nuove idee o alternative, si può incontrare qualcuno che sa tutto. Quando questo accade, la gente si difende molto velocemente e da lì è in discesa.

E' molto più produttivo mostrare un po' di umiltà e preoccupazione per trovare davvero la risposta giusta ad ogni problema e situazione. Poiché ogni persona ha un diverso processo di risoluzione dei problemi, il lavoro di squadra ha davvero il potenziale per risolvere i problemi e generare grandi idee molto più velocemente.

➢ **Consegnare i vostri impegni**

Cercate sempre di dare abbastanza tempo per completare i progetti in modo tempestivo, anche quando si presenta qualcosa di inaspettato. E' molto meglio concedersi più tempo di quello necessario per finire ogni volta che si lavora, piuttosto che sottovalutare il tempo necessario per completare il compito. In questo modo, non devi preoccuparti di deludere il tuo datore di lavoro o i tuoi colleghi.

Fai uno sforzo in più. Tieni sempre traccia delle cose, quando possibile. In questo modo si ottengono due risultati. In primo luogo, rafforza le relazioni sul posto di lavoro. In secondo luogo, ti dà informazioni importanti sulla tua performance.

Indipendentemente dal fatto che si lavori con il pubblico o in ufficio, praticare una corretta igiene è essenziale quando si lavora con gli altri. Nessuno vuole stare con qualcuno che ha un cattivo odore o che sembra aver dormito nei vestiti. Questo non significa che devi vestirti come i ricchi e famosi. Significa semplicemente fare la doccia tutti i giorni e venire al lavoro con un aspetto e un odore presentabili.

Se avete un budget limitato, prendete in considerazione l'acquisto di vestiti nei negozi di articoli usati locali. È possibile raccogliere grandi offerte su vestiti che sono perfettamente adatti per il lavoro. Questi negozi di solito offrono una grande varietà di abiti da lavoro a prezzi fantastici. Basta essere lì al momento giusto, cioè nei giorni in cui il negozio riceve le consegne.

> ### *Spegnere il telefono*

Quasi tutti hanno un cellulare al giorno d'oggi. Se si lavora in un grande ufficio, suonare costantemente può essere una grande distrazione. A meno che non sia necessario per motivi di lavoro, spegnerlo o metterlo via. Leggere rapidamente un messaggio di testo quando qualcuno sta parlando con te è estremamente scortese. Dà l'impressione che il tuo telefono è più importante del tuo lavoro. Abituati a controllare i tuoi messaggi o a fare chiamate rapide durante le pause o il pranzo.

➤ *Condividi credito*

Se del caso, condividere il credito con i
propri collaboratori è un segno sicuro che
si lavora bene con gli altri. Non solo quella
persona o individui come te ancora di più
di prima, probabilmente guadagnerai
anche un livello di rispetto più alto.

D'altra parte, se non condividi il credito
alla scadenza, ti guadagnerai la
reputazione di una persona egoista che
vuole sabotare tutti gli altri nel tentativo
di andare avanti. Se la fai franca senza
che nessuno si lamenti, non perdere
tempo a festeggiare. In realtà, la verità di
solito prevale e non si va avanti - si può
essere in fila per i disoccupati.

➤ *Non interrompere*

Sei mai stato nel bel mezzo di una conversazione, solo per essere costantemente interrotto? E' fastidioso, vero? Per questo motivo, non essere mai quello che interrompe. Anche se hai una grande idea che non vedi l'ora di condividere, aspetta che sia il tuo turno di parlare. Fai un respiro profondo e rilassati. Condividerai le tue notizie o idee prima di saperlo.

Ecco un piccolo segreto. Ci sono persone che non sono così impressionate quando si parla, non importa quanto fantastica sia la vostra idea. Queste persone preferiscono parlare di se stesse. Quindi, quando li lasci parlare per primo, è un buon modo per farti amare da loro. Dopo di che, potrebbero essere più ricettivi a quello che dici.

> ***Sorriso***

L'atto di sorridere è spesso indicato come il gesto più potente di una persona. La scienza può sostenere il fatto che gli individui che sorridono spesso non solo sono più felici, ma anche più di successo. Meglio ancora, sorridere non ti costa un centesimo. E' libero di sorridere e vedere come il mondo (o almeno le persone con cui lavori) ti restituisce il tuo sorriso.

E 'interessante notare che alcuni moduli di formazione per le posizioni di servizio clienti relative al telefono richiedono agli agenti di tenere un piccolo specchio accanto al loro telefono. In questo modo, l'agente può assicurarsi che stiano sorridendo quando parlano con il cliente. Che ci crediate o no, la persona dall'altra parte del ricevitore di solito può sentire il sorriso nella voce dell'agente. Questo rende l'interazione tra i due elementi molto più piacevole e le vendite molto più grandi.

➢ *Utilizzare le risorse*

Lavorare bene con gli altri, al meglio delle proprie capacità, a volte comporta l'uso di risorse. A seconda del luogo di lavoro e della descrizione del lavoro, molte aziende offrono tutti i tipi di opzioni di cui potete approfittare.

Queste risorse possono essere cose come seminari, sessioni di formazione, programmi di fitness, attrezzature di sicurezza gratuite, salute mentale e consulenza familiare, e altro ancora. Se vi imbattete in una buona risorsa che pensate possa giovare al vostro ambiente di lavoro e ai vostri collaboratori, non esitate a segnalarlo al vostro manager o al vostro capo. Chi lo sa? Si può anche ottenere una piccola ricompensa o un bonus per aver preso l'iniziativa di raccomandare qualcosa che potrebbe aiutare la vostra azienda ad avere successo.

> ## ***Non fare rumore***

Se il tuo datore di lavoro ti permette di ascoltare musica o qualcosa di simile, non fare rumore. Usa le cuffie o mantieni il volume ad un livello che non ti distragga. Ricorda, non tutti avranno il tuo stesso gusto musicale. Se ai vostri collaboratori non piace quello che sentono, probabilmente sarà più difficile per loro concentrarsi e fare correttamente il loro lavoro. Il tempo di fare rumore è dopo la fine della giornata lavorativa, a meno che tu non sia un musicista rock o un banditore d'asta.

> ## *Rispettare i limiti*

Il tuo lavoro potrebbe richiedere di condividere uno spazio con i tuoi colleghi, sia che si tratti di un cubicolo, di un ufficio o di un veicolo. Se siete vicini agli altri mentre lavorate, assicuratevi di rispettare i loro limiti e incoraggiateli a rispettare i vostri in cambio.

Cercate di non ricevere telefonate su questioni non legate al lavoro se il vostro partner del cubicolo è tranquillamente concentrato su un progetto. Inoltre, cercate di non rivelare troppo sulla vostra vita personale, perché questa potrebbe essere un'informazione eccessiva per alcune persone. Questi limiti differiscono da persona a persona, quindi se non sei sicuro che il tuo comportamento darà fastidio al tuo collega, potrebbe essere meglio chiedere prima di tutto.

Una volta che avete avuto una disputa con un collega, può essere difficile per il vostro rapporto con lui o lei per tornare a uno stato in cui è possibile lavorare insieme in modo efficace. Se la controversia è stata risolta, la cosa migliore che puoi fare è concentrarti sul lavoro. Naturalmente, anche il tuo collega dovrà concentrarsi sul lasciare andare.

Se sembrano ancora sconvolti, vedi se sono disposti a parlarne. Se ti dicono perché non sono ancora soddisfatti dopo che la controversia è stata risolta, fai quello che puoi per sistemare le cose tra voi due. Se i problemi persistono tra voi due, è meglio informare il vostro capo o supervisore.

Vantaggi di lavorare efficacemente con gli altri

Il lavoro di squadra è una cosa meravigliosa. Potrebbe volerci un po' di tempo per entrare in questa atmosfera. Ma quando ciò accade, è vantaggioso per tutte le parti coinvolte, per non parlare del successo dell'azienda. Questi sono alcuni dei vantaggi di lavorare insieme sul posto di lavoro. Sì, si può fare!

✓ Riempie vuoti

Lavorare insieme in genere colma le lacune. Non tutti hanno le stesse competenze o la stessa istruzione. Il lavoro di squadra permette alle persone di contribuire con le proprie conoscenze a un progetto o problema nel suo complesso.

E' anche molto utile quando qualcuno è malato. Se nessuno salta a fare il lavoro di quella persona, tutto potrebbe fermarsi finché il dipendente non si sente abbastanza bene per tornare al lavoro. Le aziende perdono affari quando operano a meno del 100%.

✓ **Promuove una sana concorrenza**

Non c'è assolutamente nulla di sbagliato in una sana concorrenza sul posto di lavoro. Ciò porta spesso ad un aumento della produttività, che è sempre incoraggiato. E' anche un ottimo motivatore. Molte volte, quando i colleghi vedono i loro colleghi fare un ottimo lavoro, vogliono fare tutto il possibile per eguagliare (o addirittura superare) le prestazioni.

✓ **Incoraggia la risoluzione dei conflitti**

Non importa quanto bene tu e i tuoi compagni di squadra lavorate insieme come gruppo, c'è sempre la possibilità di conflitti di tanto in tanto. Non vi è alcuna garanzia che possano essere evitati del tutto. Ciò è in parte dovuto al fatto che i dipendenti provengono da contesti diversi e hanno stili diversi di fare le cose. E' ciò che rende il mondo e l'ambiente di lavoro così interessante.

Quando sorgono dei conflitti, il vostro team è costretto a trovare la soluzione più adatta alla situazione. Si tratta di un'ottima competenza da avere a portata di mano, soprattutto per chi è interessato a future opportunità promozionali.

✓ **Ispira l'assunzione di rischi**

Non si può pensare che assumersi dei rischi è qualcosa che si dovrebbe provare a lavorare. Tuttavia, c'è qualcosa come l'assunzione di rischi "sani". Pensa la cosa in questo modo. Se stavate lavorando ad un progetto per conto vostro e quel progetto è fallito in qualche modo, sarete responsabili del fallimento nella sua interezza.

D'altra parte, se lavori in team, i tuoi collaboratori non solo condividono idee, ma anche il successo o il fallimento del risultato finale. In sostanza, il lavoro di squadra dà a tutti i membri del gruppo la libertà di pensare in sicurezza fuori dagli schemi e di pensare davvero a nuove possibilità.

✓ **Aumenta l'efficienza**

Quanto più efficace è il lavoro di un team di dipendenti, tanto più lavoro può essere svolto. Naturalmente, avere più persone significa essere in grado di fare più sforzi. Ma, una grande squadra può effettivamente ostacolare l'altra se non lavora insieme in modo efficace. Anche se non lavori direttamente con un team, una comunicazione efficace con gli altri membri della tua organizzazione ti aiuta a fare le cose il più velocemente possibile.

✓ Stabilisce la fiducia

Finire un progetto con i colleghi di lavoro fa molto per costruire un rapporto con loro. Una volta che ti aiutano a fare le cose, saprai che puoi fidarti di nuovo di loro in futuro. Questo senso di fiducia vi darà un livello di sicurezza che renderà molto più facile lavorare e condividere idee con i vostri collaboratori.

D'altra parte, se i membri del team non si fidano l'uno dell'altro, possono prendere decisioni che a lungo termine non vanno bene per gli affari. Possono sentire di essere gli unici membri del team che possono fare il lavoro e quindi cercare di farlo da soli. Questo potrebbe portare a un grave calo dell'efficienza, e potenzialmente anche maggiori problemi se lo stress aggiuntivo causa un errore a questo dipendente.

Formazione di nuovi dipendenti

Se vi occupate della formazione di nuovi dipendenti sul posto di lavoro, questo avrà un grande impatto sulla vostra impressione dell'organizzazione nel suo complesso. Se la vostra formazione è efficace, e voi siete lì per aiutarli quando ne hanno bisogno, vedranno che l'azienda è utile e un buon posto di lavoro. Ma se non si dà loro l'aiuto di cui hanno bisogno, è improbabile che stabiliscano un rapporto positivo con l'azienda. Qui ci sono alcune cose da tenere a mente quando si addestra un nuovo dipendente.

➢ Concentrarsi sui punti di forza della costruzione

Quando si lavora con un nuovo

dipendente, essere consapevoli dei settori in cui eccellono e incoraggiarli a sfruttare la loro esperienza. Questo non solo li incoraggerà a fare un buon lavoro ora, ma li preparerà anche ad ottenere una promozione per un lavoro che si adatta alle loro competenze in futuro. Inoltre, chiedete loro se hanno altri punti di forza che possono aiutarli a portare a termine il lavoro. Possono aiutare l'azienda in modi a cui non avevi pensato prima.

> ### ➤ *Trova risorse online (come stai facendo ora)*

Ci sono diversi programmi di apprendimento disponibili su Internet che si adattano bene a diverse aziende e organizzazioni. Questi corsi di solito includono istruzioni scritte e video didattici, così come componenti interattivi come quiz, puzzle o anche giochi. Con una tale varietà di corsi disponibili, è necessario trovare un corso per ogni dipartimento della vostra organizzazione. Basta solo un po' di ricerca.

➢ *Chiedere aiuto*

Se avete difficoltà a formare i nuovi dipendenti, può essere il momento di chiedere aiuto. Le aziende di formazione professionale sul posto di lavoro sono presenti sul posto di lavoro e possono aiutare a formare il personale su un gran numero di cose.

In genere, questi gruppi vengono direttamente sul posto di lavoro per amministrare la formazione. Tuttavia, l'assistenza fornita può essere piuttosto costosa. Per ridurre al minimo i costi di formazione, pensate al vostro personale attuale. Se qualcuno di loro ha un talento eccezionale in una delle aree coperte dalla tua formazione, chiedi loro se sarebbero disposti a passare del tempo con i tuoi studenti. Potrebbero essere in grado di fornire idee che non ti sarebbero venute in mente.

> ### *Incoraggiare l'apprendimento*

E' difficile insegnare a qualcuno che non vuole sentire quello che hai da dire. E, se i vostri nuovi dipendenti non sono entusiasti del loro nuovo lavoro, può essere difficile addestrarli a fare le cose in modo efficace.

È importante che susciti interesse per il tuo apprendista, in modo che lui o lei impari il tuo lavoro, piuttosto che dirti semplicemente cosa fare. Assicuratevi che sappiano che non c'è niente di sbagliato nel porre domande, anche se non si tratta tanto del loro lavoro quanto dell'azienda nel suo complesso. Più sono motivati ad imparare, più le loro prestazioni miglioreranno nel tempo.

Dagli qualcosa per farlo accadere.

Dopo aver istruito il vostro nuovo dipendente su come fare il loro lavoro, date loro qualcosa da fare in modo che possano vedere quanta parte della loro formazione possono ricordare. Assicuratevi di osservarli come fanno, ma cercate di non interferire troppo a meno che non abbiano bisogno di aiuto. Non solo ti dà una buona idea di ciò che hanno imparato, ma li aiuterà anche a trovare il modo di applicarlo al loro nuovo lavoro e li aiuterà ad avere un senso di realizzazione.

✓ **Mantenere il divertimento**

Una delle cose più importanti che puoi fare per aiutare a costruire un rapporto tra il tuo apprendista e la tua organizzazione è mantenere il tono leggero e amichevole. Questo non significa che dovresti rendere meno efficace la tua formazione o che non dovresti lavorare così duramente durante il periodo di formazione. Basta essere sicuri di sorridere e mantenere le cose positive mentre si lavora con loro. Non solo renderà l'apprendimento del loro nuovo lavoro più piacevole per loro, ma la socializzazione con loro ora potrebbe anche portare a fare un nuovo amico in futuro.

✓ **Tipi di conflitti sul posto di lavoro**

Come i conflitti nella nostra vita privata, anche i conflitti sul posto di lavoro possono essere difficili da evitare. Le controversie tra colleghi sono spesso risolte senza problemi tra le parti interessate. Tuttavia, a volte può essere necessario contattare il dipartimento delle risorse umane o la direzione per risolvere il problema se il conflitto non può essere risolto.

Parte della gestione efficace dei conflitti è sapere con quale tipo di conflitto sul posto di lavoro si sta affrontando quando sorge il problema.

✓ **La leadership**

Un cambiamento di leadership, come un nuovo supervisore o personale dirigenziale, può causare gravi conflitti tra i dipendenti. Un cambiamento improvviso nella leadership può richiedere un po' di tempo per abituarsi e può essere stressante per voi e per i vostri collaboratori nel processo.

Drastici cambiamenti nella leadership sul lavoro portano le persone fuori dalla loro zona di comfort mentre cercano di adattarsi alle nuove regole e tecniche, il tutto mantenendo il loro carico di lavoro. Sebbene all'inizio possa sembrare scoraggiante, gran parte di questo conflitto può essere evitato fornendo una chiara sintesi delle modifiche apportate alle regole del luogo di lavoro.

✓ Conflitti di carattere

I conflitti di personalità sono alcuni dei problemi più comuni tra i collaboratori. Può essere difficile cogliere gli spunti sociali a cui non sei abituato, o capire i manierismi che differiscono dai tuoi e dalle persone con cui sei in contatto regolare. La cosa migliore è cercare di non prendere le cose così personalmente per evitare confronti inutili.

Se non riesci a pensare ad un motivo
per cui il tuo collega agisce negativamente
nei tuoi confronti, potresti aver notato
qualcosa che non c'era. E' molto
improbabile che il tuo collega decida
arbitrariamente di essere scortese con te.

È più facile cambiare se stessi che cambiare gli altri.

In genere, cambiare in meglio non è facile per nessuno da raggiungere. Non puoi semplicemente schioccare le dita o agitare una bacchetta magica e aspettarti che questi cambiamenti avvengano durante la notte. Ma pensate a quanto sarebbe bello se fosse davvero possibile portare a termine il compito!

Tuttavia, tienilo presente. Anche se è possibile cambiare se stessi (con un piccolo sforzo - a volte più di uno è disposto a metterci dentro), è estremamente difficile cambiare gli altri. Inoltre, quando ti prendi il tempo di pensarci, hai davvero ragione?

E' difficile cambiare una situazione in cui non si ha una documentazione e tutti i fatti. E' la stessa cosa con una persona. Finché non hai messo le scarpe di qualcuno, non sai perché quella persona agisce come loro. Si può avere un'idea generale, ma le generalità non sono sufficienti.

Che tu sia al lavoro o da qualche altra parte, quando hai voglia di cambiare qualcuno, prova questo. Pensa alle cose che TU puoi fare per migliorare la questione. Andare fuori e dire a qualcuno che pensi di aver bisogno di cambiare è un modo sicuro per iniziare sentimenti negativi tra voi due. Onestamente, come ti sentiresti se le cose cambiassero e qualcuno ti dicesse che hai bisogno di cambiare il tuo modo di fare le cose?

Un buon esempio è la gestione del tempo. Notate che uno dei vostri collaboratori ha difficoltà a rispettare la tempistica relativa al completamento di un progetto. Invece di andare dal proprio manager con un reclamo, perché non chiedere al capo se c'è un modo per aiutare l'individuo a rimanere sulla strada giusta? Si può anche imparare qualcosa di nuovo nel processo.

Se qualcuno vuole cambiare e ti chiede aiuto, è qualcosa di completamente diverso. Fare tutto il possibile per aiutarli aiuterà ad assicurare la trasformazione che sperano di realizzare. A volte, tutte le esigenze individuali sono una spinta nella giusta direzione. Guardate in questo modo: probabilmente farebbero lo stesso per voi.

> ***Quando chiamare il capo***

Molti conflitti interpersonali sul lavoro

possono essere risolti senza coinvolgere il management. I tuoi collaboratori sono adulti e dovresti essere in grado di raggiungere un risultato ragionevole per qualsiasi controversia che potresti avere. Mentre è una buona idea tenere informato il tuo capo su ciò che sta succedendo tra te e i tuoi colleghi, andare da loro ad ogni problema può portare i tuoi colleghi a credere di non essere disposti ad ascoltare la loro versione della storia.

Tuttavia, se nessuno di voi due vuole scendere a compromessi sulla questione, può essere una buona idea che un supervisore o un rappresentante delle risorse umane meditare sul conflitto per voi. Impostare un momento in cui tutti possono incontrarsi per risolvere il problema. Con una parte neutrale coinvolta nell'ascolto di entrambi i lati della storia, potrebbero essere più inclini a fermare qualsiasi comportamento che stia causando un problema.

➢ *Opere Introdotte*

Se sei un introverso, puoi comunque
approfittare della guida offerta in questo
rapporto. Non dovrai dipendere da lui cosi'
spesso. Se siete del tipo timido,
considerate la possibilità di fare domanda
per il seguente tipo di lavoro. Se non ne
trovi subito uno, non arrenderti. Sono la'
fuori.

➢ *Cura degli animali*

Se ti piacciono gli animali, pensa a
trovare lavoro in un ufficio veterinario, in
un rifugio per animali o anche in un
negozio di animali domestici. Anche se la
retribuzione è inferiore a molte altre
opportunità di lavoro, la maggior parte del
tempo viene speso a lavorare con gli

animali. Lascia l'interazione con gli esseri umani ai tuoi estroversi colleghi.

➢ *Responsabile Social Media*

All'inizio, questa potrebbe sembrare una scelta strana. Sì, il lavoro richiede l'interazione con le persone. Ma poiché tutto viene fatto su Internet, non è necessario essere faccia a faccia con le persone con cui si comunica. Con la crescente popolarità delle piattaforme sociali, è probabile che ci sia sempre bisogno di questa posizione di gestione dietro le quinte.

➢ *Giornalista giudiziario*

Al momento di scrivere, l'Ufficio di Statistica del Lavoro indica che il reddito medio di un cronista giudiziario è di soli

50.000 dollari all'anno. Anche se per essere presente in aula è necessario un difensore, lui o lei ha pochissima interazione con qualcuno. L'unico momento in cui è richiesto il discorso è quando qualcuno chiede all'individuo di leggere parte della trascrizione del tribunale.

> **Scrittore freelance**

Grazie alla popolarità di Internet, le opportunità per la scrittura freelance sembrano essere ovunque. Meglio ancora, non hai bisogno di una laurea per iniziare. Se riesci a scrivere in modo interessante e hai una conoscenza grammaticale di base, i clienti sono là fuori in attesa del tuo aiuto.

In genere, l'unica volta che si deve interagire con qualcuno è quando si parla di un possibile lavoro o si hanno domande per un cliente attuale. Anche allora, quasi tutto può essere fatto via e-mail.

> ### *Traduttore*

Se si parla una o più lingue straniere, perché non fare un ulteriore uso di queste competenze? Il lavoro di un traduttore è semplicemente quello di convertire documenti scritti o registrazioni audio da una lingua all'altra. Non è richiesta alcuna partecipazione aggiuntiva dei collaboratori.

Altre possibili opzioni, con limitata interazione umana, sono le seguenti:

- Conducente di camion o rivenditore
- Guardia di sicurezza

- Contatore
- Paesaggista
- Concierge
- Tecnico di laboratorio o ricercatore
- Artista
- Progettista grafico

Per ulteriori idee, prendetevi un'ora o giù di lì per fare una ricerca online. Sarete probabilmente sorpresi dai suggerimenti di lavoro per le persone che preferiscono limitare l'interazione con i colleghi.

Conclusione

Queste informazioni sono solo un piccolo esempio delle cose che puoi fare per assicurarti di lavorare sempre bene con gli altri, indipendentemente dalla tua descrizione del lavoro o dalla posizione che ricopri nell'azienda. Ovviamente, più facile è per voi interagire con i vostri collaboratori e clienti, maggiori sono le possibilità di ottenere un aumento o una promozione.

Potresti dover lavorare su alcune di queste cose prima che comincino a sentirti naturali. La buona notizia è che, se è così, va benissimo. Non punire te stesso per questo. Non esiste un dipendente perfetto, indipendentemente dalla sua formazione o dalla sua esperienza nel settore in cui opera.

In ogni lavoro, due dei tratti più importanti da possedere sono la diligenza e l'onestà. Finché si mostrano queste due qualità, è molto probabile che ci si riesca e, meglio ancora, che ci si senta bene a farlo.

Proprio come non c'è un dipendente perfetto, non c'è un lavoro perfetto o un gruppo di collaboratori. Probabilmente ci saranno momenti in cui ti sentirai frustrato da entrambi, il che è perfettamente naturale. Durante questi periodi, fate tutto il possibile per rimanere positivi sulla situazione.

Essere positivi è una decisione che prendi. Non dipende solo dalle cose buone che ti succedono. Se rimani positivo anche quando le cose non sono le migliori, i tuoi colleghi noteranno più facilmente il tuo atteggiamento e cercheranno di abbinarlo.

Alcune persone sono più introverse e preferiscono lavorare da soli. Se rientri in questa categoria, va bene anche questa. Finché riesci a trovare un lavoro che ti piace fare, questa è la cosa più importante. Tuttavia, potreste voler considerare questo aspetto. Praticando alcuni dei suggerimenti di questo rapporto, potresti gradualmente ritrovarti un po' più estroverso.

Se ciò accade e ti senti più a tuo agio con le persone, potrebbe essere il momento di cercare di ampliare i tuoi orizzonti di carriera. Questo nuovo senso di fiducia non accadrà da un giorno all'altro. Ma, con la pratica della pazienza, potresti ritrovarti a voler lavorare con gli altri. E di certo non c'e' niente di sbagliato in questo.

Basta ricordare che tutto non accadrà durante la notte e che ci vorrà del tempo prima di vedere un cambiamento nella vostra vita in meglio.

Ora sì, vi auguro il meglio dei vostri risultati, e ricordate, tutto è pratico; la teoria senza azione non vi serve a nulla. Porta tutto quello che si impara nella vita reale.

Un grande abbraccio, il tuo amico Gaston!

A proposito, quando si raggiungono i risultati a poco a poco, vi consiglio vivamente, se volete migliorare le vostre abilità sociali, vi consiglio vivamente, il libro di un mio grande amico, su "COME CONTROLLO DELL'ANSIETÀ SOCIALE E

DEGLI ATTACCHI PANICI", è un libro che sono sicuro vi aiuterà molto ad evitare qualsiasi tipo di ansia. Senza ulteriori indugi, potete trovarlo nel motore di ricerca di Amazon, come: "Come controllare l'ansia sociale e gli attacchi di panico" o cercando il suo nome, come: "Jorge O. Chiesa"..... Ancora una volta vi auguro di avere successo nei vostri risultati!

9 781798 059401